BEI GRIN MACHT SICH IHR WISSEN BEZAHLT

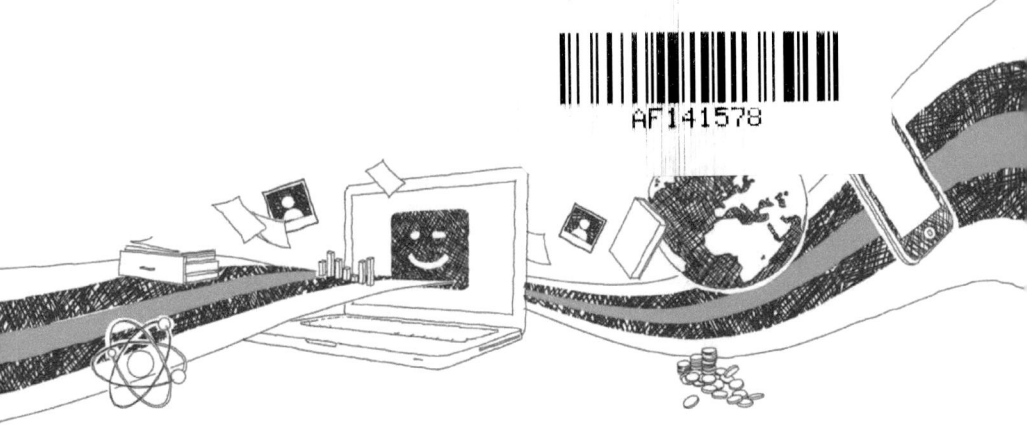

AF141578

- Wir veröffentlichen Ihre Hausarbeit,
  Bachelor- und Masterarbeit

- Ihr eigenes eBook und Buch -
  weltweit in allen wichtigen Shops

- Verdienen Sie an jedem Verkauf

Jetzt bei www.GRIN.com hochladen
und kostenlos publizieren

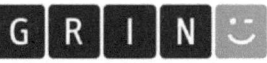

Bibliografische Information der Deutschen Nationalbibliothek:

Die Deutsche Bibliothek verzeichnet diese Publikation in der Deutschen National-
bibliografie; detaillierte bibliografische Daten sind im Internet über http://dnb.d-
nb.de/ abrufbar.

Impressum:

Copyright © 1995 GRIN Verlag, Open Publishing GmbH
Druck und Bindung: Books on Demand GmbH, Norderstedt Germany
ISBN: 978-3-638-76351-6

Dieses Buch bei GRIN:

http://www.grin.com/de/e-book/44941/arbeitstherapie-in-der-psychiatrie-behand-
lungsbericht-ueber-einen-patienten

Ida Krämer

Arbeitstherapie in der Psychiatrie. Behandlungsbericht über einen Patienten mit endogener Psychose

GRIN Verlag

B e r i c h t

z u r   p r a k t i s c h e n   A u s b i l d u n g

im Rahmen der Ausbildung
zum Beschäftigungs- und Arbeitstherapeuten

Arbeitstherapeutische Falldokumentation

Pflichtbereich: Arbeitstherapie

Kurzbeschreibung:

Bei der vorliegenden Arbeit handelt es sich um die arbeitstherapeutischer Behandlung eines
Patienten mit einer

- Endogene Psychose aus dem schizophrenen Formenkreis und
- Cerebrale Krampfanfälle in der Vorgeschichte

anhand des authentischen Fallbeispiels aus der **Arbeitstherapie im Metallbereich** eines
psychiatrischen Krankenhauses. Mit Arbeitstherapeutischer Befunderhebung,
Therapieplanung, und -beschreibung.

Zur Autorin:

Ida Krämer, Ergotherapeutin, Kranken- und Kinderkrankenschwester. Ich arbeite seit 1996 als
Gruppenleiterin in einer Werkstatt für psychisch Kranke und bin in der praktischen
Ausbildung von Ergotherapie - Schülern tätig.

Inhalt

1. Fallbeispiel

1.1 Allgemeine Daten des Patienten

Name:	Herr S.
Alter:	31 Jahre
Wohnort:	Musterstadt
Familienstand:	ledig
Erlernter Beruf:	Maschinenschlosser
Zuletzt ausgeübte Tätigkeit:	Job als Kraftfahrer
Staatsangehörigkeit:	deutsch
Aktuelles Aufnahmedatum:	4 . 10. xxx
Station:	Station 21; ab 4. Dez. tagesklinisch
Kostenträger:	LVA Düsseldorf

Diagnose: - Endogene Psychose aus dem schizophrenen Formenkreis
 - Cerebrale Krampfanfälle in der Vorgeschichte

Therapie: - Beschäftigungstherapie
 - Gymnastik
 - SPZ (=Sozialpsychiatrisches Zentrum)
 - Arbeitstherapie

Hilfsmittel: Keine

Medikation:

	Morg	Mitt	Abds	Nacht
Tegretal ret. mg	200 -	0 -	400 -	0
Metro-polol mg	25 -	0 -	25 -	0
Akineton mg	2 -	0 -	0 -	0
Truxal mg	0 -	0 -	0 -	50
Fluanxol Depot 2%	2 ml im. 14tägig			

Besonderheiten: Herr S. ist auf freiwilliger Basis in Behandlung.
Er bekommt regelmäßig Tages- und Wochenendurlaub.
Es besteht keine Suizidgefahr.

Anwendungsgebiete und Nebenwirkungen der verabreichten Medikamente [1])

Truxal (Neuroleptikum)
Anw:: Unruhe und Erregungszustände, Dämmerschlafeinleitung, bzw. zur Schlafkur, Zusatz-
therapie bei Tetanus, bei juckenden Dermatosen und Entziehungskuren.

NW: Hautreaktionen (toxische und allergische), Photosensibilität, Dyskinesien, Parkinsonoid, Provokation epilepsieforme Anfälle, Fieber, Rigor, Akinese, vegetative Entgleisung, Bewusstseinseintrübungen bis hin zum Koma, Unruhe, Erregung, Schwindel, Kopfschmerzen, depressive Verstimmung, Lethargie, gastrointestinale Störungen, endokrine Störungen, Gewichtszunahme, Störungen des Glucosestoffwechsels, Erregungsleitungsstörungen, Hypotonie, orthostatische Regulationsstörungen, Miktionsstörungen, Störung der Speichel- und Schweißdrüsensekretion, Engwinkelglaukomauslösung, paralytischer Ileus.

Fluanxol (Psychopharmaka)
Anw: Zur Langzeitbehandlung von schizophrenen Verlaufsformen mit Antriebs- und Affekt-verarmung, chronifizierte depressive Prozesse, Phasenprophylaxe bei manisch-depressiver Symptomatik und zur Behandlung von Suchtkrankheiten.

NW: Wie bei Truxal, zusätzlich: delirante Syndrome, Regelanomalien, sexuelle Störungen, Obstipation, Akkomodationsstörungen.

Tegretal (Antiepileptikum)
Anw: Epilepsien - partielle Anfälle mit komplexer und elementarer Symptomatik, Grand-mal.

NW: Haarausfall, allergische Reaktionen (Erytheme), Kopfschmerzen, Schwindel, Seh-störungen, Somnolenz, Ataxie, Gastrointestinale Störungen, selten Hyponaträmie, Herzrhythmusstörungen, Bradykardie, AV - Block, Thromboembolien, allergische Reaktionen.

Akineton (Anticholinergika)
Anw: Parkinsonismus, medikamentöse und sonstige extrapyramidale Symptome, Nikotin-vergiftung, Vergiftung durch organische Phosphorverbindungen.

NW: Abnahme der Schweißdrüsensekretion (Wärmestau), Hautrötung, Akkomodations-störung, Auslösung eines Engwinkelglaukoms, zentralnervöse Störungen, Unruhe, Halluzinationen, (vorwiegend bei Überdosierung) Obstipation, Müdigkeit, Benommenheit, Schwindel, gelegentlich Gedächtnisstörungen, vereinzelt Dyskinesen.

Metro - polol
Anw: Bei Herzrasen, Tachykardie
NW: Keine Angaben möglich, da das Präparat in der "Roten Liste" von '91 noch nicht aufgeführt wird.

1.2   Soziale Anamnese

Herr S. ist im Oktober 1963 in YXZ geboren und in XXX aufgewachsen. Er hat einen 2 1/2 Jahre älteren Bruder, der Beamter im Wirtschaftsministerium in ABC ist. Zum Bruder habe er ein herzliches, offenes Verhältnis, Herr S. bewundere ihn, da aus ihm "etwas geworden sei" Er freue sich über den Erfolg des Bruders, er gönne ihm das ohne neidisch zu sein (Patientenaussage). Der Vater arbeitet in einem Krankenhaus in der Verwaltung. Die Mutter ist Hausfrau.

Herr S. wurde 1970 in XXX eingeschult und absolvierte 1979 den Hauptschulabschluss. Er ist ledig und lebt nicht in einer festen Beziehung. Zu Beginn seiner Erkrankung hat Herr S. zeitweilig alle Kontakte zu den Eltern und zum Bruder abgebrochen, und im Frühjahr 1993 wieder aufgenommen. Von 1985 bis 1991 hatte Herr S. eine eigene Wohnung in XYZ. Von 1991 bis 1993 befand er sich auf einer psychotisch indizierten Flucht. Seit diesem Zeitpunkt ist er ohne festen Wohnsitz. Während seines Krankenhausaufenthaltes in Hamburg wurde ihm von seinem Bruder zugesichert, daß er nach seiner Entlassung aus der stationären Behandlung bei ihm wohnen könne. Durch die Verlegung nach Köln sollte für Herrn S. die Rückkehr und Wiedereingliederung in sein früheres soziales Umfeld ermöglicht werden. In der Zwischenzeit hat sein Bruder jedoch eine Freundin, die mit ihrem Kind zu ihm gezogen ist, so dass Herr S. eine eigene Wohnung suchen musste, die er Anfang Dezember beziehen wird. Er ist seit 1991 arbeitslos und lebt von Sozialhilfe.

In der Krankengeschichte habe ich Hinweise gefunden, dass Herr S. während der Zeit seiner psychotischen Flucht Schulden gemacht, sowie Urkundenfälschung begangen habe. Das Verfahren wurde inzwischen eingestellt. (Krankenakte[2])

1.3   Medizinische Anamnese

Normaler Schwangerschaftsverlauf, schwierige, lange Geburt, bei der die Mutter in Lebensgefahr war. Als Kind die üblichen Kinderkrankheiten. Als Jugendlicher Zerrung der LWS beim Jiu Jitsu- Training. Jahrelange Schmerzen, jedoch nie deswegen in Behandlung gewesen. Bei der Musterung wurde er für Wehr-untauglich erklärt. (Patientenaussage)

Mit dem drittem Lebensjahr habe er viele, den ganzen Körper betreffende Krampfanfälle mit Zungenbiss und Urinabgang meistens Nachts gehabt. Er sei regelmäßig bei dem Nervenarzt Dr. G. in Behandlung gewesen und habe bis ca. zu seinem 17. Lebensjahr Mylepsinum erhalten. Nach Absetzen des Medikamentes seien keine Krampfanfälle mehr aufgetreten.

Der Vater von Herrn S. leidet seit ca. 6 - 7 Jahren ebenfalls an Krampfanfällen. Ansonsten seien in der Familie keine neurologisch - psychiatrischen Erkrankungen bekannt. (Krankenakte[2])

Krankenhausaufenthalte:

- September und Oktober 1991: Alexianer- Krankenhaus in YYY
- 8. 7. 1993 bis 3. 10. 1993:   Krankenhaus Ochsenzoll in HH. Verlegung nach K
- seit dem 4. 10. 93:   LKH Köln Merheim

Beginn der Erkrankung - wahrscheinlich im Jahre 1990/ 91. Als er Kraftfahrer gewesen sei, habe er ein Rauschen in den Ohren entwickelt, schließlich Stimmen gehört, eine unfreundliche Männerstimme. In dieser Zeit habe er sich bei mehreren Firmen beworben, für die unterschiedlichsten Posten, für die er keine Ausbildung hatte. Er hatte zeitweise das Gefühl, er könne alles, er wisse alles, deswegen sei das überhaupt kein Problem. Er versuchte, bei Vorstellungsgesprächen ein immer höheres Monatsgehalt auszuhandeln, dessen Höhe vollkommen irreal gewesen sei, so dass seine Gesprächspartner etwas befremdet waren, und Abstand davon nahmen, ihn einzustellen. (Patientenaussage)

Er habe dann einen zunehmend abnormen Gedankenablauf entwickelt, habe ständig "denken" müssen, auch über die Vergangenheit und dass alles Falsch gelaufen sei. Seltsame Dinge hätten sich ereignet, in der Landschaft habe er eigentümliche "Maschinenkristalle" gesehen, habe immer wieder Stimmen gehört, als würde überall, wo er hinblicke, Krieg herrschen. Er habe dann auch Schreie gehört. Schließlich sei er nach YYY ins Alexianer- Krankenhaus gegangen. Er habe dort aber so getan, als würde "nichts" sein, aber bereits zu diesem Zeitpunkt fühlte er sich "gesteuert".

Nach der Entlassung sei es zu einer psychotisch motivierten Flucht gekommen. Er sei sehr viel Auto gefahren, habe zwanghaft immer andere Richtungen eingeschlagen. Schließlich sei er dann nach Finnland gefahren, er habe sich wörtlich "in die Büsche schlagen wollen". Er habe dann in Lappland versucht, einen See zu überqueren. Dabei wurde er festgenommen. Man habe geglaubt, dass er in ein Haus eingebrochen sei. Dies sei jedoch eine falsche Mutmaßung der Polizei gewesen, da er so auf der Flucht gewesen sei, habe man ihn für den Täter gehalten. Er habe dann aufgrund dieser falschen Verdächtigungen 3 Monate im Gefängnis gesessen, und wurde schließlich nach Hamburg abgeschoben. (Krankenakte)

Er habe immer Panik gehabt, ein Sprechen im Kopf, fühlte sich verfolgt. Er sei z.B. mal zu Fuß von Köln nach Bonn und zurück gelaufen. (Patientenaussage) Dann sei er noch ein halbes Jahr umhergeirrt, sei zum Verfassungsschutz gegangen, habe gefragt, ob jemand unter Hypnose entführt werden könne.

Zwischenzeitlich sei er nach Afrika geflüchtet. Dort habe er in Marokko Schwierigkeiten mit dem Zoll bekommen. Schließlich sei er nach Hamburg gefahren, wo er sich freiwillig in stationäre psychiatrische Behandlung begab.

Bei der Aufnahme berichtete er, er sei unter Hypnose entführt worden und habe Verfassungsschutz und Polizei bereits verständigt. Es handele sich wohl um terroristische Vereinigungen aus dem Bereich der organisierten Kriminalität. Er werde über "Steine" fremdgesteuert, die in seine Gedanken eingesetzt würden. Er habe plötzlich großes Wissen über geheimdienstliche Dinge, obwohl er sich nie vorher damit beschäftigt habe. Er fühle sich angezapft und werde gelenkt.

Die Beschwerden bestünden schon seit ca. anderthalb Jahren. Er lebe zur Zeit in einem Hotel, wo er nicht bleiben könne, da auch dort kriminelle Elemente ihn verfolgen würden.

Außer der medikamentösen Therapie mit
- Nipolept Drg
- Tegretal retard
- Haldol Tabl.
- Akineton Tabl.
- Lactuflor Sf.
- Aurorix Tabl.
- Stilnox Tabl.
- Tavor Tabl.

erhielt er folgende Behandlungen:
- Einzelgespräche
- Gruppengespräche
- Gespräche mit Angehörigen
- Beschäftigungstherapie

Da die Angehörigen von Herrn S. in Köln wohnen, wurde er im Oktober 1993 auf eigenem, und auf Wunsch der Familie nach Merheim ins LKH verlegt. (Krankenakte) Hier wurde die begonnene Behandlung fortgesetzt. Aktuelle Medikation und Therapiemaßnahmen siehe Punkt 1. 1 Allgemeine Daten des Patienten / Therapie / Medikation.

Herr S. nahm regelmäßig an den Therapieangeboten teil. Im Sommer 94 kam es zur Verschlechterung des Krankheitsbildes. Er hörte wieder Stimmen, und es kam zu einer somatisierung der Erkrankung in Form von Magenbeschwerden, die zu einer starken Gewichtsabnahme führten. Während dieser Zeit erschien er des öfteren nicht zur AT. Eine sehr gründlich durchgeführte internistische Diagnostik ergab keinen Anhalt für körperliche Ursachen. Nach Rückgang der akuten Symptomatik nahm Herr S. wieder an BT und Nachmittags an AT teil. Mit Beginn der ganztägigen Arbeitstherapie ab November 94 wurde die BT abgesetzt.

1.4   Arbeitsanamnese / Berufsanamnese

Hauptschulabschluss

Ausbildung als Maschinenschlosser

Tätigkeit bei der Oberfinanzdirektion Köln als Verwaltungsangestellter

Verkaufssachbearbeiter

Verschiedene Jobs

zuletzt als Kraftfahrer, Ausübung der Tätigkeit als Kraftfahrer bis zum Beginn der Erkrankung 1992/ 93.

1.5   Resümee der Anamnese

Bei Herrn S. handelt es sich um einen 31jährigen Patienten in gutem AZ und EZ.

In der Vorgeschichte fanden sich cerebrale Krampfanfälle, die bis zu seinem 17 Lebensjahr mit Mylepsinum behandelt wurden. Ansonsten keine schwere Erkrankungen.

Als Jugendlicher Zerrung der LWS beim Jiu Jitsu - Training. Keine Behandlung trotz jahrelangen Schmerzen.

Herr S. absolvierte 1979 den Hauptschulabschluss und machte anschließend eine 3 1/2jährige Ausbildung als Maschinenschlosser. Nach Beendigung dessen bekam er keine Arbeit in seinem erlernten Beruf, wurde arbeitslos und fand eine Tätigkeit bei der Oberfinanzdirektion Köln als Verwaltungsangestellter. Am Anfang habe ihm diese Tätigkeit gut gefallen, später sei er jedoch immer mehr frustriert gewesen, da er keine Möglichkeit für eine - vorher wohl in Aussicht gestellte- Karriere sah.

Nach 6 Jahren kündigte er diese Tätigkeit und arbeitete die nächsten 6 Monate als Verkaufssachbearbeiter bei der Firma W. , die Werkzeuge für den Bau von Atomreaktoren, Bohrinseln, u.s.w. verkauft. Hier hatte er Probleme mit mangelnden Englischkenntnissen. Auch mit den Vorgesetzten sei er nicht ausgekommen. Er hatte in dieser Zeit kaum ein Privatleben. Er ist zwischenzeitlich aus der elterlichen Wohnung ausgezogen.

In der Folgezeit suchte er verschiedene Jobs, allerdings begann seine Erkrankung bereits zu diesem Zeitpunkt (vermutet Herr S. heute.) Er gibt an, bei den Vorstellungsgesprächen "total überhöhte Gehaltsvorstellungen von bis zu 10 000 DM" gestellt zu haben.

Er habe dann abnorme Gedankengänge entwickelt, Stimmen und Schreie gehört. Nach einer kurzzeitigen Behandlung in Köln YYY sei es zu einer psychotisch indizierten Flucht durch Skandinavien, Afrika und Marokko gekommen. Verfolgungswahn, Realitätsverlusst.

In dieser Zeit brach er sämtliche sozialen Beziehungen - einschließlich zur Familie - ab. Er machte Schulden und beging Urkundenfälschung.

Im Frühjahr 1993 kam er nach Deutschland zurück und begab sich in Hamburg freiwillig in stationäre psychiatrische Behandlung. Er nahm den Kontakt zur Familie wieder auf, sein Bruder setzte sich in der Folgezeit sehr für ihn ein. Herr S. wurde im Herbst 1993 nach Köln - Merheim verlegt, um die begonnene Therapie in seinem gewohnten sozialen Umfeld fortzusetzen.

Fazit: Für den Ausbruch der Krankheit können m.E. mehrere Faktoren verantwortlich sein: Überlastung bzw. Versagen im Beruf. Der Patient ist gelernter Maschinenschlosser. Das ist ein Beruf, der große Anforderungen an das physische und psychische Kraftpotential des Einzelnen stellt. Die Ausbildung ist ihm auf der Leistungsebene sehr schwer gefallen. Gleichzeitig aber ist das Prestige im Vergleich zu einem Beamten in einem Ministerium (sein Bruder) gering. Hier liegt ein mögliches Konfliktpotential. Das läßt sich auch darin ablesen, dass der Patient 6 Jahre lang als Verwaltungsangestellter bei der OFD Köln gearbeitet hat. Damit kam er seinem Bruder und dessen Renommee sowie einer erhofften Anerkennung durch den Vater näher.

Er erzählte mehrfach, dass er das "Beamtendeutsch" sehr gut beherrscht und ihm die Anwendung dessen auch viel Spaß gemacht habe. Das bedeutet, dass er sich mit seinem Bruder vermeintlich auf einer gleich hohen gesellschaftlichen Ebene bewegen und dort zumindest sprachlich behaupten konnte. Da aber ein Beamter schneller befördert wird als ein Angestellter, die zugesicherte Karriere ausblieb, muss er die Überzeugung gewonnen haben, auch hier ein Versager zu sein.

Die Flucht in die Krankheit, die ihn durch die halbe Welt trieb, mag auch ein Ausweichen vor den übergroßen Anforderungen darstellen.

2. Arbeitstherapeutische Befundaufnahme

2.1 Arbeitstherapeutischer Befund

2.1.1 Fremdbefunde

Ein Gespräch mit der behandelnden Ärztin war aus Zeitmangel leider nicht möglich.

2.1.2 Eigene Befunderhebung

- Positive Einstellung zur Maßnahme
- Patient hat Mühe mit realistischer Selbsteinschätzung
- Antrieb: Patient ist aktiv, braucht nur gelegentlich Anregung
- Bemüht sich, Kritik für seine Arbeit zu verwerten
- Ist zurückhaltend, nimmt nur angebotene Kontakte auf
- Wird von der Gruppe anerkannt, ohne selbst aktiv zu werden
- Die Anwesenheit von Gruppenfremden ruft leichtes Fehlverhalten und Arbeitsstörungen hervor
- Praktische Unterweisungen erfasst er schnell, versteht den Sinn der Anweisung
- Theoretische Unterweisungen erfasst er nicht sofort, hat etwas Mühe damit
- Einstellung zur Arbeit: interessiert, motiviert
- Arbeitet bei gewohnter Aufgabenstellung selbständig
- Grob- und feinmotorisch kann er Bewegungen aufeinander abstimmen
- Hinreichend sorgfältig, jedoch kleinere Nachlässigkeiten
- Ist ordnungsbereit, aber nicht fähig, durchgehend Ordnung zu halten
- Kritikfähigkeit zum eigenen Arbeiten: er kommt mit Hilfestellung zur richtigen Beurteilung
- Er nimmt Fremdkritik an, reflektiert sie, kann sie aber nicht berücksichtigen
- Patient ist ausdauernd, gleichmäßig und durchschnittlich schnell
- Arbeitsqualität weist kleinere Mängel auf

2.2 **Interpretation des Befundes und daraus resultierende Problemstellung sowie Wochenplan des Berichtspatienten**

Die Stärken von Herrn S. liegen in seiner Motivation, seiner Mitarbeit und der positiven Einstellung zur Maßnahme, sowie in seiner Ausdauer und der relativ hohen Frustrationstoleranz.

Die Defizite, die Herr S. aufweist, liegen im Bereich der Arbeitsplanung, der Genauigkeit, im effektiven Einsatz von Werkzeugen, dem sorgfältigen Umgang mit Materialien und bei der hohen Fehlerzahl bei arbeiten unter Leistungs- bzw. Zeitdruck.

Wegen der verkürzten Zeit, die mir für die Behandlung zur Verfügung stand, konnte keine Behandlungsplanung für eine ganze Woche erfolgen, es ist vielmehr ein 3 1/2 Tages- Plan. Herr S. soll in dieser Zeit ein Stövchen aus Vierkantrohr nach genauen Maßangaben, allerdings ohne dass ihm eine maßstabsgerechte Zeichnung zur Verfügung steht - anfertigen. Genaue Beschreibung des Werkstückes unter Punkt 7.

3. **Zielsetzung**

3.1 **Angestrebtes Rehabilitationsziel mit Begründung**

Rückkehr auf den freien Arbeitsmarkt, nach Möglichkeit in den erlernten Beruf als Maschinenschlosser. Herr S. hat während der psychiatrischen Behandlung große Fortschritte gemacht, wenn auch nur sehr langsam Er hat unter der jetzigen Medikation keine produktive Symptomatik. Er lernt wieder sich und seine Fähigkeiten richtig einzuschätzen, so dass dieses Ziel als durchaus realistisch anzusehen ist, das bei erfolgreicher Fortsetzung des eingeschlagenen therapeutischen Weges in etwa 1 1/2 Jahren erreichbar ist.

3.1.2 **Erreichbare Ziele während des Betreungszeitraumes der Praktikantin**

Die Herstellung eines Werkstückes mit möglichst wenigen Fehlern in der vorgegeben Zeit. Dabei Verbesserung

➢ der Arbeitsplanung
➢ der Sorgfalt
➢ der Genauigkeit und
➢ des Umganges mit Werkzeugen

In Anbetracht der sehr kurzen zur Verfügung stehenden Zeit kann lediglich der Versuch gemacht werden, die oben genannten Ziele anzunähern bzw. ihnen ein ganz kleines Stück näher zu kommen und die Fähigkeiten, die dazu erforderlich sind, zu trainieren

Die Herstellung des vorgegebenen Werkstückes erfordert Arbeitsplanung - In welcher Reihenfolge die Teile geschweißt werden ist von großer Bedeutung (erst die Teile zu Rahmen; erst den Ring auf den Boden; dann alle Teile miteinander verschweißen)

Genauigkeit und Sorgfalt sind in hohem Maße erforderlich, um die Teile auf Gehrung zu sägen. Bereits kleinste Ungenauigkeiten fallen auf, wenn die Ecken nicht genau gesägt und gefeilt sind. Beim Schweißen und Arbeiten mit der Flex sind diese Fähigkeiten und der sorgfältige Umgang mit Werkzeugen gefordert.

3.1.2.1 Erreichbare Ziele, die zur Realisierung des Rehaziels führen

Routiniertheit in den oben genannten Bereichen erlangen, um günstige Voraussetzungen für ein erfolgreiches Absolvieren des BTZ zu schaffen. (BTZ = Berufliches Trainingszentrum Köln, Dauer 15 Monate)

Das BTZ Köln bietet seit Mai 93 psychisch behinderten Erwachsenen aus Köln und Umgebung eine spezielle Rehabilitation zum Wiedereinstieg in eine Beschäftigung auf dem allgemeinen Arbeitsmarkt.

Angeboten werden folgende Berufsbereiche:

- Kaufmännisch-verwaltende Berufe
- Metallverarbeitende Berufe
- Küche, Kantine, Hauswirtschaftsbereich

Ablauf und Gliederung:

1. Phase: Orientierung (3 Monate)
Berufliche Erfahrungen und Fähigkeiten werden festgestellt. Probleme und Fördernotwendigkeiten in den drei Berufsbereichen werden mit Hilfe von Rehabilitationsfachkräften geklärt. Das Ziel ist die Erarbeitung eines Rehabilitationsplanes für den weiteren Verlauf.

2. Phase: Qualifizierung (9Monate)
Es findet ein berufliches Angebot unter praxisähnlichen Bedingungen statt. Ergänzend kommen noch Unterricht und Betriebspraktika hinzu. Das Ziel ist der Wieder- bzw. Neuerwerb von berufsfachlichen Kompetenzen bei stufenweiser Steigerung der Belastungsfähigkeit.

3. Phase: Wiedereingliederung (3 Monate)
Vorbereitung auf eine Beschäftigung des allgemeinen Arbeitsmarktes durch konkrete Hilfestellungen. Ziel ist die Arbeitsaufnahme, im Einzelfall auch der Beginn weiterführender Bildungsangebote im entsprechenden Berufsbereich.

Während aller Phasen werden die psychosozialen Kompetenzen zur Bewältigung von spezifischen Problemen im Arbeits- und Privatbereich gestärkt. Lebenspraktische und therapeutische Unterstützung werden nach individuellen Notwendigkeiten vereinbart.

3.1.3   Aufzeichnung des therapeutischen Weges unter Berücksichtigung der Zielsetzung arbeitstherapeutischer Verfahren und Medien

In der Zeit meiner Arbeit mit dem Berichtspatienten befand sich dieser in der Phase der Belastungserpobung. Seine Aufnahme in die AT - Metallbereich - erfolgte am 12. 4. 94.

Die Arbeitstherapie ist Teil der medizinischen Rehabilitation und gliedert sich in 3 Phasen.

    1. AT - Diagnostik
    2. Belastungserprobung
    3. Berufsbezogenes - oder Langzeittraining

Sie mündet in die berufliche Rehabilitation und endet entweder mit

    - der Arbeit in einer beschützten Werkstatt
    - der weiteren Berufs- oder Fortbildung
    - der Einstellung auf dem freien Arbeitsmarkt.

Zu1.
In dieser Phase (2 - 4 Wochen) findet in den ersten Tagen das Aufnahmegespräch statt, welches zur ersten Kontaktaufnahme dient und der Vorstellung der AT mit den verschiedenen Arbeitsmöglichkeiten. Das Erstgespräch gibt Auskunft über Schul- und Berufsausbildung, Krankheitsgeschichte und Arbeitssituation, die aktuelle Situation sowie die Ziel- und Wunschvorstellungen die Zukunft betreffend.

Es werden Vereinbarungen getroffen bezüglich konkreter Ziele mit Festlegung eines Zeitplanes. Um solch ein Bild über die soziale und berufliche Situation des Patienten machen zu können, wird im Gespräch mit ihm eine Arbeitsanamnese erstellt. Dabei wird der Zeitpunkt und die Dauer dieser Gespräche dem derzeitigen Zustand des Patienten angepasst.

In der darauf folgenden Woche hat der Patient Gelegenheit, sich in die Gruppe einzuleben, Kontakt zu Therapeuten und anderen Patienten zu knüpfen. Die verschiedenen Arbeitsfelder mit den unterschiedlichen Maschinen und Anforderungen ermöglichen sowohl dem Patienten als auch dem beobachtendem Therapeuten die Einschätzung verbliebener Grundarbeitsfähigkeiten und bestehender Defizite.

Arbeitsproben in der Diagnostikphase im Metallbereich:

- Herstellung einer Lochplatte (Anreißen, sägen, feilen, unterschiedlich große Bohrungen, eine Bohrung wird eckig gefeilt.)
- Herstellen eines Würfels aus Metall.

Zu 2.
Bei seiner Aufnahme begann Herr S. mit einer Arbeitszeit von 3 1/2 Stunden täglich und steigerte diese stufenweise auf zuletzt 6 1/2 Stunden. In diesem Zeitraum werden die Anforderungen des Arbeits- und Sozialverhaltens schrittweise erhöht. Die Fähigkeiten wie

Ausdauer, Konzentration, Sorgfalt, Pünktlichkeit, Kontakt- und Kommunikationsbereitschaft, toleranter Umgang mit den Mitpatienten werden trainiert.

Als Diskussionsgrundlage zwischen Patient und Therapeut dienen u.a. Einschätzungs- und Selbsteinschätzungsbogen, die von beiden ausgefüllt werden, und deutlich machen, ob der Patient zu einer realistischen Selbsteinschätzung fähig ist. Die Fragen beinhalten sowohl den Arbeits- als auch den sozio - emotionalen Bereich. Die sich anschließenden Gespräche mit dem Therapeuten geben Anlass zur Reflexion über Stärken und Defizite und zur gemeinsamen Überlegung der weiteren Vorgehensweise.

Vom Einsatz des Selbsteinschätzungsbogens bei Herrn S. riet mir mein Praktikumsanleiter Herr W. allerdings zum jetzigen Zeitpunkt aus therapeutischen Gründen ab.

Mit Hilfe der Anforderungs- und Eignungsprofile wird deutlich gemacht, welche Tätigkeiten welche Fähigkeiten erfordern bzw. trainieren. Im Verlauf der Therapie nimmt sich der Therapeut immer mehr zurück, um dem Patienten selbständiges Arbeiten und Planen zu ermöglichen.

Die gewählte Sozialform bei der Behandlung von Herrn S. war Einzelarbeit in der Gruppe. Dies soll im weiteren Vorgehen auch beibehalten werden.

Zu 3.
Das Langzeittraining findet unter dem Arbeitsmarkt stark angeglichenen Rahmenbedingungen statt und mündet in der Regel in einer weiterführenden Maßnahme wie das BTZ Beschreibung des BTZ siehe Punkt 3. 1. 2. 1.

4.   Bericht über die Durchführung der geplanten arbeitstherapeutischen Behandlung

Mein erster Kontakt mit Herrn S. erfolgte am 2. Tag meines Praktikums. Er war zu diesem Zeitpunkt in der Phase der Belastungserprobung. Bei der ersten Kontaktaufnahme, aber auch in den sich anschließenden Beobachtungen und Gesprächen machte Herr S. auf mich den Eindruck eines überaus sensiblen, sanftmütigen jungen Menschen, der in mir das Gefühl auslöste, äußerst behutsam mit ihm umgehen zu müssen.

Gegen den Vorschlag, mein Berichtspatient zu werden, hatte er nichts einzuwenden. Zuvor hatte ich ihn über den Ablauf informiert. Er zeigte sich interessiert und kooperationsbereit.

Das Arbeitsfeld für die Therapie befindet sich für Herrn S. für die Zeit der Arbeit an der elektrischen Metallsäge im Keller, ansonsten im Metallbereich der Werkhalle. In diesem Raum steht ihm ein Arbeitstisch mit Schraubstock und allen benötigten Werkzeugen wie Feilen, Sägen, Messinstrumenten, zwei Schweißgeräten (E- und Schutzgas) sowie Flex und die unterschiedlichsten Rohmaterialien aus Metall zur Verfügung. Gleichzeitig arbeiten noch bis zu 5 andere Patienten in diesem Raum.

Zu Beginn der Therapie erhielt Herr S. eine konkrete Aufgabe mit genauen Vorgaben, jedoch ohne maßstabgerechte Zeichnung. (Genaue Beschreibung siehe Punkt 7.)

Wir haben die Schritte gemeinsam besprochen. Der Schwerpunkt der Arbeit wurde von mir festgelegt (Genauigkeit und Sorgfalt) sowie der zeitliche Rahmen gesteckt (Fertigstellung der Arbeit in 3 1/2 Tagen).

In der Arbeitsphase übernahm ich eine eher passive und bei auftauchenden Fragen eine unterstützende Rolle. Ich ermunterte ihn zur Selbsteinschätzung (z.b. durch die Frage, wie er selbst den eben durchgeführten Arbeitsschritt beurteile) Durch meine Rückmeldungen und den Einsatz von Verstärkern ("das sieht schon sehr gut aus") versuchte ich ihn in die gewünschte Richtung zu leiten.

5. Zusammenfassende Auswertung der Behandlung bzgl. Planung und Durchführung

Die Ziele betreffend kann wegen der Kürze der Zeit kaum eine Aussage gemacht werden. Eines der Nahziele wurde auf jeden Fall erreicht: Das Werkstück wurde noch vor der vereinbarten Zeit fertig. Mit der Herstellung dessen wurden aber auf jeden Fall auch die Fähigkeiten trainiert, die bei Herrn S. defizitär sind.

Ich denke, wenn er weiterhin Aufgaben bekommt, die Genauigkeit, Sorgfalt usw. erfordern, und wenn die Ergebnisse immer zunächst von ihm selbst beurteilt und dann vom Therapeuten reflektiert werden, sich sowohl seine Selbsteinschätzung als auch die oben genannten Fähigkeiten verbessern.

6. Vorschläge für weiteres therapeutisches Vorgehen innerhalb der AT und flankierende Maßnahmen

- Für Herrn S. wäre es in der noch verbleibenden Zeit von 1 - 2 Monaten weiterhin wichtig, an den Punkten, an denen er noch Defizite aufweist, zu arbeiten, und vor allem das bisher erreichte zu stabilisieren.

- Nach einer Eingewöhnungszeit in seiner eigenen Wohnung von ca. 6 - 8 Wochen Ablösung der Arbeitstherapie durch das BTZ. Dort weitere Verbesserung der Arbeitsfähigkeiten.

- Wiederherstellung von sozialen Kontakten außerhalb der Klinik, bzw. Aufbau eines Freundeskreises, Teilnahme an Freizeit- und Gruppenaktivitäten.

- Langsame und behutsame Wiederaufnahme von sportlichen Aktivitäten. (Vor Beginn der Erkrankung hat Herr S. regelmäßig Judo trainiert). In Hinblick auf soziale Kontakte halte ich Mannschaftssportarten für günstiger als Einzelsport (Joggen, Radfahren), es sei denn, er schließt sich Gleichgesinnten an.

7.   Selbstreflektion zur Arbeit mit dem Berichtspatienten

Die Behandlung von Herrn S. gestaltete sich ganz und gar nicht so, wie ich es geplant hatte. Dadurch erlebte ich so manch eine Überraschung.

Das herzustellende Werkstück, ein Stövchen aus Vierkantrohr, wurde von mir entworfen, es gab noch keinen Prototypen. Aus Zeitmangel machte ich keine maßstabgerechte Zeichnung, sondern lediglich eine Skizze, die in etwa so aussah:

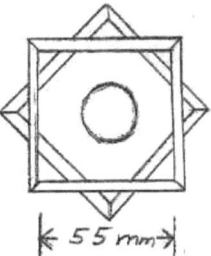

Wichtig war, dass der Durchmesser der Öffnung max. 5,5 cm sein darf. Auf die Bodenplatte sollte ein Ring als Halterung für das Teelicht aufgeschweißt werden. Die Seitenteile sollten aus 4 übereinander geschweißten quadratischen Rahmen bestehen.

Zunächst besprach ich die Aufgabe mit Herrn S. Ich erläuterte ihm die Skizze, setzte Schwerpunkte fest, die bei der Sorgfalt und Genauigkeit lagen und steckte den zeitlichen Rahmen. In der verbliebenen Rest der Woche (d.h.. von Dienstag bis Freitag) sollte die Arbeit fertiggestellt sein. Bei der Zeitplanung bin ich davon ausgegangen, dass Herr S. die Sägeschnitte von Hand ausführt, habe es aber nicht ausdrücklich gesagt, sondern die Wahl ihm überlassen.

Im Laufe des Vormittages arbeitete er selbständig. Es zeigte sich bald, dass er mit der Arbeit viel schneller vorankam, als ich vorher geplant hatte. Statt mit der Handbügelsäge zu sägen, ging er in den Keller, stellte die elektrische Metallsäge in einen Winkel von 45 ø ein, und sägte die benötigten 16 Teile präzise zu. So hat er mögliche Ungenauigkeiten, die ihm sonst zwangsläufig unterlaufen wären, vermieden. (Zumindest was den Winkel betrifft). Also hat er in diesem Fall den effizienteren Weg des Werkzeugeinsatzes gewählt.

Lediglich bei der Länge der einzelnen Stücke gab es bis zu 3 mm Unterschied, die er mit der Feile auszugleichen versuchte, was ihm jedoch meist nicht vollständig gelang.

Als alle Teile zugesägt und entgratet waren, stellten wir die Einzelteile probeweise zusammen, um zu sehen, wie das fertige Ergebnis aussehen wird. Entsetzt stellte ich fest, dass die Funktionalität gar nicht gegeben war, da das Teelicht nicht die benötigte Luftzufuhr hatte! Es war mein Fehler, denn bei der Planung hatte ich die Stärke des Materials nicht berücksichtigt.

Das Gebilde sah nun etwa so aus:

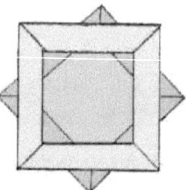

Also musste der ursprüngliche Plan abgeändert werden. Wir suchten gemeinsam - und fanden eine akzeptable Lösung. Der Durchmesser des obersten Rahmen durfte nicht vergrößert werden, damit auch kleinere Teekannen noch Halt darauf fanden. Dafür sollte nun jeder 2. Rahmen (von oben der 2. und der 4.) an den Ecken nicht zusammengeschweißt, sondern um 1 cm auseinandergerückt werden, um die ungehinderte Luftzufuhr zu ermöglichen. Lerneffekt aus der Geschichte für mich: Bessere Vorbereitung, auch wenn der Patient die maßstabgerechte Zeichnung nicht bekommen soll, vorherige Überprüfung der Funktionalität, um eine Verunsicherung des Patienten zu vermeiden, es sei denn, dass es als Mittel eingesetzt wird, z.B. für Problemlösungsverhalten oder Steigerung der Frustrationstoleranz.

Nun arbeitete Herr S. wieder selbständig weiter, und bereits am nächsten Tag führte er die Arbeit zu Ende.

Auch an diesem Werkstück kamen seine Defizite zum Vorschein. So betrachtete er die Arbeit als fertig, obwohl die Schweißnähte noch recht unsauber und die Ecken spitz und scharfkantig waren. Außerdem fehlte der Ring in der Bodenplatte. Auf meine Frage hin erklärte er, das hätte er total vergessen. Ein nachträgliches Anschweißen ist nicht möglich. In diesem Punkt zeigte sich wiederum sein Problem mit der Arbeitsplanung.

Da er das Werkstück so schnell fertigstellte, erhielt er den Auftrag, weitere 3 Stövchen gleicher Art herzustellen. Erfreut machte er sich an die Arbeit und fragte mich nach einiger Zeit, ob es möglich wäre, eines dieser Produkte für seine vor einer Woche bezogenen Wohnung zu kaufen, da ihm das Ergebnis gut gefallen würde.

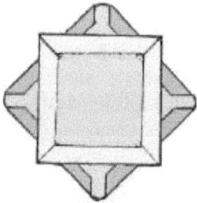

Verwendete Literatur:

Rote Liste
Patientenakte
Psychrembel, klinisches Wörterbuch

Unterrichtsmappe "Arbeitstherapie"

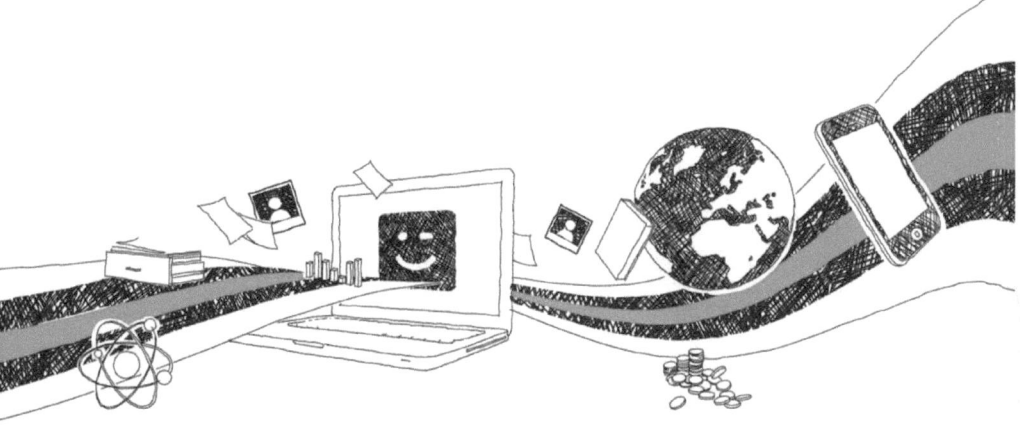
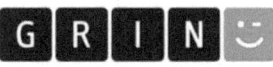